LA LUTTE

CONTRE

La Tuberculose

CONFÉRENCE

FAITE

AU PALAIS DE L'UNIVERSITÉ DE CLERMONT-FERRAND

Le 29 Décembre 1899

PAR LE DOCTEUR JOSEPH DUBOIS

CHEF DES TRAVAUX ANATOMIQUES A L'ÉCOLE DE MÉDECINE
MÉDECIN DU DISPENSAIRE MUNICIPAL

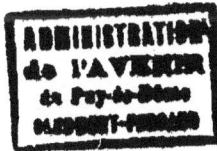

CLERMONT-FERRAND

IMPRIMERIE MODERNE, RUE DU PORT, 15

1900

LA LUTTE

CONTRE

La Tuberculose

CONFÉRENCE

FAITE

AU PALAIS DE L'UNIVERSITÉ DE CLERMONT-FERRAND

Le 29 Décembre 1899

PAR LE DOCTEUR JOSEPH DUBOIS

CHEF DES TRAVAUX ANATOMIQUES A L'ÉCOLE DE MÉDECINE
MÉDECIN DU DISPENSAIRE MUNICIPAL

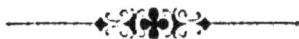

———❖❖❖———

CLERMONT-FERRAND

IMPRIMERIE MODERNE, RUE DU PORT, 15

—

1900

LA LUTTE CONTRE LA TUBERCULOSE

MESDAMES, MESSIEURS,

Un trait caractéristique de la fin du XIXᵉ siècle, c'est le sentiment qui porte la plupart des meilleurs esprits à s'enquérir des besoins de la classe ouvrière, de ses conditions d'existence et à rechercher les voies et moyens propres à améliorer son sort. Jamais, à aucune époque, autant de voix se sont élevées pour plaider la cause des revendications populaires, et celles-ci deviennent chaque jour plus impérieuses et plus pressantes. Gagné par le positivisme du siècle, le peuple ouvrier se montre impatient d'assouvir enfin les convoitises, les envies brutales que ses courtisans ont allumé dans son cœur.

Les découvertes scientifiques dont il attendait la transformation de sa vie matérielle ont surtout profité aux classes riches et l'inégalité des conditions humaines s'est accrue et est devenue plus choquante.

Il convient toutefois de faire remarquer que, si l'usage des grandes inventions modernes, d'où naissent le luxe et le confort, est loin d'être à la portée de chacun, il n'en n'est pas ainsi des progrès qui ont été réalisés en médecine.

Les malades pauvres reçoivent journellement les soins les plus complets, inspirés des meilleures méthodes coûteuses ou non, grâce aux fondations charitables, grâce surtout au dévouement, au désintéressement et au sentiment d'humanité du corps médical entier.

Dès qu'il est démontré scientifiquement que telle manière

de traiter une maladie est supérieure dans ses résultats à celle employée couramment, vous voyez l'un de nous se lever pour demander qu'on fasse au plus vite le nécessaire, pour permettre à nos frères déshérités de la fortune de bénéficier de son application. Il n'est pas d'œuvre de solidarité sociale à laquelle ne soit attaché le nom d'un médecin.

C'est pour obéir à cette tradition, que je suis devant vous. En outre, vous trouverez naturel que j'aie recueilli, dans mon cœur de médecin du pauvre, l'écho des plaintes des malheureux que je suis appelé à visiter et que j'aie conçu la noble ambition de leur être utile.

De tous les maux qui sévissent avec rigueur sur la population indigente, le premier, le plus terrible, c'est la tuberculose. Eh bien! il est avéré aujourd'hui que la tuberculose n'est pas plus meurtrière que telle autre maladie réputée bénigne.

Vous démontrer qu'il est possible de l'éviter par certaines pratiques d'hygiène, de la guérir par un traitement rationnel comme celui en usage dans les sanatoria, c'est la tâche que je me suis imposée et je croirais l'avoir remplie dans la mesure de mes vœux, si j'étais assez heureux pour déterminer une initiative capable de réaliser l'œuvre d'un Sanatorium populaire en Auvergne, et je me féliciterais d'avoir aidé, suivant mes moyens, au mouvement de justice et de fraternité !

*
* *

Le déterminisme qui préside au mode d'infection et de propagation de la tuberculose est suffisamment connu dans ses lignes générales à l'heure actuelle et il ne reste, pour lui donner toute précision, qu'à fixer quelques points de détail.

Les recherches expérimentales de Villemin, qui lui permirent de classer la tuberculose dans le cadre nosologique des maladies virulentes dont la cause réside dans un agent inoculable, seront l'éternel honneur de la Médecine Française; et la découverte de Koch, en 1882, en mettant en évidence cet agent, le microbe, puisqu'il faut l'appeler par son nom, n'ajouta, quand elle se produisit, que peu de chose à nos connaissances.

La condition première, indispensable, pour que la tuberculose soit dans un organisme vivant, c'est la présence du microbe. Il n'y a pas, il ne ne peut pas y avoir de maladie sans lui.

Cette affirmation ne vous semble pas révolutionnaire, elle l'aurait été il y a quelques années à peine où l'on défendait encore les théories de la spontanéité morbide.

On ne chantera jamais assez la gloire de Pasteur, qui, par la magie de son génie, renouvela la Médecine en lui faisant connaître les vraies causes de nos maladies et lui fit prendre rang parmi les sciences expérimentales. Il communiqua à l'Hygiène son plein essor en donnant une base scientifique aux mesures de prophylaxie qu'elle enseigne, en attendant qu'il enrichît la pathologie des moyens de traitement dus à la méthode des vaccins.

Le microbe est la condition *sine qua non*. Il représente la semence, le principe d'où jaillira la maladie; mais, comme toute semence, il a besoin pour lever et germer d'un terrain de culture favorable, et j'ai hâte de dire que l'influence du terrain, en ce qui concerne le développement du bacille de Koch, est prépondérante. Qu'y-a-t'il d'étonnant ? La nature ne nous fournit-elle pas à chaque instant la preuve de l'importance du terrain. Vous transplantez un arbuste et vous attendez que sa tige pousse des bourgeons, déception, il s'étiole et périt; c'est que ses racines n'ont pas rencontré, où vous l'avez placé, les principes mystérieux par qui se forme la sève.

Les terrains les plus propices au bacille de Koch, ce sont les terrains épuisés. Contrairement à la variole qui sévit avec violence sur les peuples neufs et à qui paraît plaire une terre vierge, la tuberculose préfère une terre où se sont déjà cultivés d'autres germes morbides. Elle fait suite aux maladies infectieuses; elle est une maladie *secondaire*. On la voit apparaître après la rougeole, la coqueluche, la grippe, la fièvre typhoïde. Il ne faut pas en induire qu'il existe une affinité, une connexité entre ces diverses infections et la tuberculose; non, elles ont simplement préparé le terrain, l'ont ameubli et rendu fertile pour le bacille de Koch.

Ces affections, par leur localisation sur les voies aériennes, ont créé en cet endroit un état de *minoris résistantiæ*; l'épithelium s'est enlevé par place et a ouvert une effraction par où peuvent pénétrer de nouveaux agents infectieux, et par où passe souvent le bacille tuberculeux. Un tel organisme est une proie facile, non point seulement parce qu'il présente un défaut de cuirasse, mais aussi et surtout parce qu'il a subi un amoindrissement général. La rougeole l'a spolié par le flux des bronches et de l'intestin; la coqueluche a épuisé ses forces par la toux et les vomissements qui ont empêché toute nourriture; la grippe et la fièvre typhoïde ont produit de l'asthénie nerveuse.

᛫*᛫

Toutes les causes susceptibles de produire la misère physiologique préparent l'éclosion de la tuberculose : le surmenage physique et intellectuel, l'alimentation insuffisante, surtout le séjour prolongé dans une atmosphère empoisonnée par encombrement ou par la présence dans sa masse de poussières de toute sorte.

La viciation de l'air, occasionnée par un afflux d'humanité sur un espace restreint, joue un grand rôle dans la pathogénie de la manifestation la plus commune de la tuberculose; je veux parler de la phtisie pulmonaire. Pour s'en convaincre, il suffit de constater la fréquence de la tuberculose dans les casernes, dans les lycées, parmi le personnel des hôpitaux et parmi la population industrielle des ateliers.

C'est même l'évidence de cette grande mortalité par tuberculose, dans le monde du travail, qui a fait dire que cette maladie était un produit de la civilisation, une rançon du progrès.

Les effets de l'encombrement, l'ouvrier les subit surtout dans son intérieur. Afin de vous permettre d'en juger, je vais vous décrire le dernier intérieur que j'ai visité.

Le logement se compose d'une chambre unique où l'on parvient par un escalier en bois grimpant en colimaçon. Chaque marche est mauvaise et fléchit sous la pesée de l'ascensionniste ; il est prudent pour lui de s'aider de la corde qui tient lieu de rampe, car l'endroit est obscur, n'étant éclairé que par la porte d'entrée de la rue. Sur chaque palier, s'ouvrent les latrines, d'où s'échappe l'odeur qui leur est propre. Il ne faut pas être grand clerc pour constater que les conditions hygiéniques de la maison sont déplorables, l'odorat suffit à cette besogne.

Arrivé dans le logement, un spectacle écœurant s'offre à vos yeux. Il y règne un désordre complet, la table est souillée des débris du dernier repas. — Un matelas est roulé dans un coin, on l'étalera le soir pour s'y coucher. — Le foyer plein de flammes et de gaîté ailleurs est ici sinistre et hargneux. D'une extrémité à l'autre du réduit sont tendues des cordes auxquelles la ménagère a suspendu, pour le faire sécher, le linge de corps du mari et des enfants, ce qui a pour effet de saturer l'atmosphère d'humidité. Une odeur de salpêtre, d'aliments fermentés vous saisit à la gorge. — La lumière et l'air n'ont accès que par une fenêtre étroite et basse.

La famille qui s'entasse dans cet espace exigu se compose de huit personnes. — Les étages au-dessus et au-dessous en comptent chacun presque autant.

Ai-je besoin de vous dire que l'air de ce réduit est infect et de mauvaise qualité? — Il a été pris et repris par ces huit poitrines; c'est de l'air «ruminé» suivant l'énergique expression de Peter.

On ne saurait avec raison contester la toxicité de l'air expiré qui a été démontrée, en 1887-88, par Brown-Sequard et D'Arsonval, et en 1894 par D'Arsonval seul.

L'air expiré est toxique non seulement par l'acide carbonique qu'il contient, mais aussi par un poison pneumique spécial encore mal défini, une ptomaïne. Brown Sequard et D'Arsonval ont montré que le liquide de condensation pulmonaire peut tuer le lapin, le pigeon et le cobaye. La mort fait suite à une injection rectale, stomacale, sous-cutanée ou sanguine. Sous l'influence de ce poison, D'Arsonval a observé qu'il se produit un ralentissement de la respiration qui prend le plus souvent le type diaphragmatique et une accélération du cœur malgré l'hypothermie.

A l'autopsie des animaux en expérience, on a trouvé des ecchymoses, des foyers inflammatoires des poumons, et des congestions d'autres viscères.

Imaginez donc après cela dans quelles conditions s'effectue la fonction respiratoire des huit personnes vivant dans cet étroit réduit. Et s'il se trouve parmi elles un phtisique, dans quelles conditions sera-t-il pour se guérir lui-même, et quel danger ne va-t-il pas présenter pour son entourage.

Il inonde de crachats tous les coins de la chambre et à chaque balayage l'atmosphère est polluée de bacilles de Koch.

Entre temps, un des enfants contracte la rougeole, la coqueluche ou tout autre maladie épidémique de son âge, et bientôt il s'établit entre les divers membres d'une même famille un échange de mauvais procédés. — Ceux-ci fournissant à ceux-là des associations microbiennes qui font évoluer les lésions de chacun dans un sens pire.

L'habitant de ce taudis infect et qui est atteint de tuberculose ne se contente pas d'être un danger pour ceux qui l'occupent en même temps que lui, mais aussi pour les locataires qui viendront l'y remplacer. — Il a semé la mort pour plusieurs générations.

L'influence néfaste de l'habitation sur l'habitant est démontrée avec une évidence indiscutable par la comparaison, des tables de mortalité par phtisie pulmonaire entre les milieux sociaux riches et les milieux sociaux pauvres.

Le nombre des victimes de la tuberculose pulmonaire est parfois inférieur de moitié parmi ceux qui vivent d'une existence brillante et dorée relativement au chiffre de mortalité offert, pour cette maladie, par les ouvriers pauvres, hôtes obligés d'une masure infecte.

Ainsi le 8ᵉ arrondissement (Elysée) ne compte que 173 décès annuels par phtisie, pour 100.000 vivants; le 9ᵉ (Opéra) 263 ; le 16ᵉ (Passy) 288. — Ces chiffres relativement faibles se retrouvent à peu près les mêmes à toutes les périodes étudiées. — Au contraire, le 20ᵉ arrondissement (Ménilmontant) qui est le plus pauvre de Paris, 598 décès annuels par phtisie, pour 100.000 vivants ; c'est-à-dire trois fois plus que l'Elysée ; le 11ᵉ (Popincourt) quartier ouvrier et très industriel compte 542 décès ; le 14ᵉ (Observatoire) 629 ; le 18ᵉ (Montmartre) 551 (1). Tels sont les chiffres de la statistique de M. Bertillon.

La viciation de l'air, ai-je dit, est surtout caractérisée par la présence dans sa masse de principes volatils délétères ou de poussières de nature différente. capables de servir de support aux microbes qui en font un intermédiaire immédiat de la contagion.

Les microbes, en effet, peuvent exister dans l'air, soit que leur poids spécifique se rapproche de celui de ce gaz ou lui soit inférieur, soit qu'ils se soutiennent dans l'espace, grâce à la vapeur d'eau, soit plutôt que leur flottement doive

(1) Statistique Bertillon.

être attribué à l'incessante agitation dont notre milieu exté-
rieur est l'objet.

Tout le monde a remarqué l'animation qui règne dans
une traînée de clair soleil qui tombe furtivement à travers
une issue accidentelle, sur le parquet d'une chambre close.
Des myriades de corpuscules dansent, dans l'or de la bande,
de capricieux ballets. L'agitation de l'air, produite dans la
circonstance par un échauffement inégal de ses parties, met
en relief tous ces grains subtils.

Mais dans un air ébranlé, comme celui des ateliers où
s'entendent tous les bruits, tous les cris, tous les hurle-
ments, tous les grincements et tous les siflements de la
création, les hommes vont et viennent dans un nuage
obscur de poussières minérales, végétales ou animales.

Tout ce qui est ténu, fin, léger, tout ce qui est susceptible
de voltiger au moindre souffle est en suspension dans l'air
et est emporté dans tous les sens, suivant les courants qui
se propagent. Sans doute, toutes les catégories de microbes
y sont représentées, et les ouvriers, qui vivent dans ce milieu,
respirent à pleins poumons les germes de mort; mais la
variété microbienne la plus riche, la plus nombreuse, est
incontestablement le bacille de Koch.

La démonstration de la présence dans l'air de microbes
tels que saprophytes, satphylocoques, streptocoques a été
faite par Pasteur, Miquel, Netter et Roux.

La présence du bacille tuberculeux dans ce même gaz a
été établie par Cornet pour les hôpitaux, par Kustmann pour
les prisons, et les expériences de Strauss ont montré que
ces bacilles se rencontrent dans les fosses nasales de personnes bien portantes. Pour justifier mon assertion que la
flore bactérienne de l'air est surtout enrichie par le bacille
de Koch, je me fonde sur le chiffre inouï de tuberculoses
latentes. Les bacilles de Koch se cultivent dans une infinité
de poitrines d'où ils sont rejetés à tout instant avec les crachats. Les statistiques de la morgue ont révélé que, sur quatre

personnes fauchées en pleine vigueur, trois présentent des lésions tuberculeuses.

La nocivité d'un air chargé de poussières, tel qu'on le rencontre dans les ateliers, est affirmée en outre par les statistiques. Les serruriers fournissent en décès phtisiques 7, 2 sur 1000 vivants ; les imprimeurs, lithographes et autres professions polygraphes 5, 5, etc. ; tandis que les individus vivant et travaillant au grand air, tels que les agriculteurs, donnent 2, 10 pour 1000 vivants, les employés de chemin de fer 1, 84 et les sylviculteurs 1, 75.

Des faits qui précèdent, nous sommes autorisés à conclure logiquement que la vie d'atelier prépare le terrain pour la tuberculose et multiplie les conditions favorables à l'ensemencement.

On peut aussi rattacher à la vie d'atelier les cas de tuberculose qui sont la conséquence de l'alcoolisme. L'ouvrier qui a respiré, pendant des heures, un air poussiéreux éprouve à la sortie de l'usine le besoin de se désaltérer ; c'est bien naturel et il entre au cabaret borgne. On a raison de le dire, tout se tient.

Pour expliquer la fertilité d'un terrain, eu égard au bacille de Koch, est-il nécessaire de faire intervenir un vice originel ? Hérite-t-on de parents tuberculeux, une constitution telle que l'on sera soi-même tuberculeux ?

Cette notion d'hérédité était facile à comprendre autrefois à l'époque où la tuberculose était regardée universellement comme une maladie diathésique ; la cellule fécondée primordiale, dont l'être tout entier dérive, devait nécessairement transmettre à l'enfant la disposition intime des humeurs et des tissus, dont la tuberculose n'était qu'une expression plus ou moins tardive.

Les difficultés commencèrent à la suite des découvertes de Villemin et de Kock : quand on sut que la tuberculose est transmissible par inoculation, quand on eut démontré expérimentalement l'importance et la facilité de la contagion bacillaire, la tuberculose héréditaire fut violemment battue en brèche et l'opinion de tout le monde se résuma dans la formule de Peter : « Les enfants de phtisiques ne naissent pas tuberculeux, mais tuberculisables. »

De l'examen critique des faits, il résulte pour moi que, à l'origine de presque toutes les tuberculoses de la première enfance, on trouve des foyers tuberculeux larvés ou latents, dont la disposition indique *une origine exogène de l'infection*; c'est-à-dire que l'influence directe de l'hérédité est secondaire dans la propagation de la maladie chez l'enfant; la part essentielle revient à la contagion, et surtout à la contagion par les voies aériennes qui est le mode habituel de turberculisation.

Ainsi, cet adolescent qui nous devient sympathique par sa physionomie voilée d'une douce mélancolie, et dont l'angoisse du regard révèle comme une vision de la mort prochaine, est un *tuberculisé*. L'altération de ses traits trahit une douleur venue des intimes profondeurs de son être, et, à l'âge où la vie est en fleurs, où elle abonde en nous, s'il se dresse ainsi qu'un arbre mort, sur un ciel de printemps, c'est qu'il souffre d'une tuberculose silencieuse qui n'attend qu'une occasion pour se révéler, pour devenir une tuberculose clinique.

**

L'expérience suivante, faite à Paris dans le corps des Sapeurs-Pompiers, achèvera de nous faire comprendre le rôle prépondérant du terrain dans le développement de la tuberculose. Normalement, avant 1880, les cas de tuberculose pulmonaire étaient de 3 à 5 pour 1.000 hommes d'effectif dans le régiment des Sapeurs-Pompiers. Ce chiffre monte à 12, puis à 24 pour 1.000 en 1890. Que s'était-il passé ? Rien n'avait été modifié dans le recrutement de ces hommes, mais un facteur nouveau et fort important était intervenu en 1884 ; c'était l'adoption de nouveaux procédés de secours, l'exposition fréquente au froid qui en résultait avec un surcroît de travail considérable. — En effet, en 1884, la mise en œuvre d'un outillage compliqué, pompes, échelles, la nécessité d'un surcroît de travail, d'instruction, provoqués par celà même, amena chez les pompiers de Paris un excès de travail considérable et un véritable état de surmenage chronique. Or la coïncidence entre ces innovations et l'élévation des cas de tuberculose fut tellement nette que des mesures importantes furent alors prises dans ce sens par le commandement. — L'adoption de procédés mécaniques perfectionnés (réseau télégraphique et téléphonique, multiplication des postes, suppression des gardes inutiles) permit de soulager le service que devaient exécuter les hommes. En même temps ils étaient choisis avec un soin plus minutieux, renvoyés dans leur corps au moindre soupçon de tuberculose. Leur ordinaire était amélioré, leur solde augmentée. — Grâce à ces moyens, la tuberculose pulmonaire baissa rapidement et revint à son taux antérieur.

C'est là une expérience qui a l'autorité et la valeur scientifique d'une expérience de laboratoire, et qui consacre l'influence absolument prépondérante du terrain dans le développement de la tuberculose.

Après cette étude des causes qui affaiblissent un organisme et en font un champ de culture favorable au bacille de Koch, personne ne me contredira si je viens dire que la tuberculose est une *maladie du pauvre*. — Ses plus nombreuses victimes, ce sont ces légions d'hommes, de femmes et d'enfants dont on exploite les forces et le travail ; gens de peine et de misère, qui, pouvant à peine suffire aux besoins de l'heure présente, sont incapables de songer au lendemain et de se garantir des ressources contre la vieillesse, les maladies et les infirmités. — Ils sont venus de la campagne à la ville, séduits par l'appât d'un gain plus rémunérateur. Ils ont déserté le village aux toits de chaume qui

s'égayait au soleil, et fui le champ sur lequel vivaient leurs
pères ; — ils ont abandonné ce noble labeur de la terre, ce
travail sain et robuste qu'ils accomplissaient dans la pleine
lumière du jour avec la perspective des lointains horizons,
pour venir s'enfermer dans les ateliers d'où ils ne verront
plus le ciel bleu, se mettre au service des machines et prendre gîte dans un galetas. — Les malheureux ! ils se sont
déracinés.

**

Je me suis efforcé de démontrer scientifiquement que la
tuberculose était fonction de la rencontre de deux facteurs :
le bacille et un terrain favorable. Et je me suis attaché à
prouver l'importance de ce dernier. — Le bacille est nécessaire pour créer la maladie, pour la faire exister ; mais pour
la faire se développer les causes secondes relatives au terrain importent davantage. Ces faits établis, par quelles
mesures peut-on combattre l'éclosion et la propagation de
la tuberculose ?

Peut-on supprimer le microbe et décréter sa mort ? Ce
serait folie d'y penser. — C'est un ennemi invisible et qui
fond sur nous en traître. — Il est sur les lèvres, sur les
vêtements de celui qui lui déclare la guerre, il se rit de nos
airs de bravoure. Mais, s'il est impossible de l'exterminer, on
peut songer à en atténuer la virulence et à en diminuer le
nombre.

Une des remarques les mieux établies touchant les maladies infectieuses, c'est que, en temps d'épidémie, ces maladies
sont toujours plus graves qu'en temps ordinaire ; d'autre
part, elles sont plus meurtrières à la fin de l'épidémie qu'au
début. Ce fait prouve que le microbe exalte sa virulence à
mesure qu'il se cultive. Le bacille tuberculeux, lui aussi,
exalte sa virulence par une longue culture dans une même
poitrine. — La constatation suivante l'établit : dans les ména-
ges, où un seul conjoint est d'abord atteint de phtisie, si le

deuxième conjoint se contamine, cette contamination a lieu à la fin de la maladie du premier, et les symptômes du mal se manifestent ordinairement quelques semaines après son décès. Les derniers bacilles expectorés étaient sans doute plus virulents.

Mais alors il est possible de se soustraire dans une complète mesure aux bacilles de Koch les plus virulents. Il suffirait pour cela que chaque phtisique crachât dans un crachoir qu'on désinfecterait, et j'ajoute que l'habitude de cracher dans un crachoir pourrait soutenir avantageusement la comparaison avec celle de cracher dans un mouchoir.

C'est toute une éducation à entreprendre qui peut paraître longue, mais qui n'est pas irréalisable. — Cette éducation pour se faire vite et complètement doit être l'œuvre de tout le monde. — Chacun de nous doit s'en faire l'apôtre dans sa sphère d'action, elle doit être l'objet des conversations courantes ; on ne peut espérer arriver à un résultat qu'en atteignant successivement, et par tous les moyens, toutes les couches de la Société.

L'administration peut mettre en vigueur un règlement par lequel il sera défendu de *cracher à terre sous peine d'amende.* — Il me serait facile d'établir qu'elle en a le droit. Mais j'ai peu confiance dans l'autorité du bras séculier. — Dans notre beau pays de France les règlements sont faits pour être violés. — Je préfère, à ce moyen, le concours des autorités sociales. L'instituteur devrait former à cette discipline tous les enfants qui suivent sa classe. Cette éducation, commencée sur les bancs de l'école communale, se poursuivrait au régiment, l'armée étant la grande école par laquelle passe toute la nation. — L'action la plus décisive doit être exercée par les Médecins.

Je ne voudrais pas que l'on se méprit sur ce que je vais dire et qu'on donnât à mes paroles une portée qu'elles n'ont pas. Je ne me sens ni la force, ni l'autorité néces-

saires pour tracer le devoir professionnel, j'exprime simplement une opinion — mon opinion — sur un point de la
question que j'ai pris pour sujet de conférence. — Le devoir
du Médecin est de prévenir, dès la première heure, le malade
de son infection tuberculeuse et de lui indiquer les précau-
tions hygiéniques auxquelles il doit s'astreindre pour
préserver son entourage. Le médecin a aussi pour devoir
de prévoir s'il le peut la tuberculose. Traitée à son début,
elle est presque toujours curable. - Savoir évoquer l'idée
de tuberculose devant les symptômes de l'anémie prétuber-
culeuse n'est pas chose grave, si le malade peut être placé
dans de bonnes conditions

Un proverbe veut que toutes les vérités ne sont pas
bonnes à dire. — Rien n'est plus exact. — Malheur au
médecin qui prononce sans ambages le mot de tuberculose
devant un malade, on le lui apprend du reste à ses dépens.
— La suprème habileté consiste à organiser autour de ce
malheureux, de complicité avec la famille, *la conspiration
du silence* qui est la plus perfide. — On lui persuade qu'il
souffre d'un rhume négligé et chacun sait bien que tout ce
que les médecins ont pu faire contre le rhume, c'est de
l'appeler Coryza, et un rhume pour tout le monde n'exige
aucune précaution, on le traite par le mépris.

Soudain le feu, qui couvait, monte en une gerbe de
flammes. — La terrible vérité, qu'on ne voulait pas
connaître, se dresse impitoyable ; elle dessille les yeux les
plus fermés, trahissant un état incurable. Et maintenant, non
seulement la famille, mais le malade lui-même la procla-
me. — Il est trop tard ! quels regrets !

Il est temps d'en finir avec ces mœurs hypocrites : chacun
de nous doit éclairer son malade sur son véritable état.
— En avertissant d'un état curable, et en prescrivant les
mesures qui préviendront la contagion, nous faisons notre
devoir, qu'importe le reste, car, comme l'a écrit notre immor-

tel compatriote Pascal : « Jamais on ne fait le mal si plei-
nement que lorsqu'on le fait par conscience. »

***

Quant aux causes secondes qui influencent le terrain, il
appartient à ceux qui ont pour mission de veiller aux inté-
rêts de la Société de les faire disparaître.

Il conviendrait d'interdire l'accès de l'atelier à tout
ouvrier atteint de tuberculose et chaque atelier devrait
offrir la garantie d'une construction faite suivant toutes les
règles de l'hygiène. D'autre part, les salaires devraient être
suffisamment rémunérateurs, jamais inférieurs à un certain
chiffre, pour permettre à l'ouvrier de se donner une alimentation suffisante et en rapport avec la dépense de forces
qu'il fait chaque jour. — Enfin il conviendrait par dessus
tout d'assurer aux ouvriers des logements salubres. — La
salubrité des logements ouvriers est de la plus haute importance au point de vue de la tuberculose — et j'ai plaisir à
rappeler qu'elle préoccupât, il y a quelques années, mon
grand ami M. le Docteur Hospital qui, s'il n'obtint pas
l'effet qu'il recherchait, réussit dans cette circonstance,
comme toujours, à donner une preuve de la bonté de son
cœur pour la masse des humbles.

En réalisant l'hygiène physique on réaliserait du même
coup l'hygiène morale, d'où sortirait peut-être l'apaisement
des esprits. Dans les agglomérations sans air, où s'entassent
les hommes, tout fermente : les germes morbides et les
passions haineuses. — En faisant circuler l'air, en rallu-
mant le foyer de la famille, en le rendant attrayant, les
colères se calmeraient, l'envie diminuerait avec les satis-
factions, et les conditions si dures du travail quotidien
seraient acceptées avec plus de soumission.

***

Une des plus funestes erreurs de l'opinion publique est
de voir dans tout tuberculeux un condamné à mort. — On

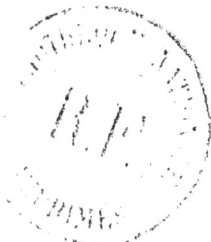

se croit désarmé devant la phtisie, et on s'abandonne au désespoir, parce qu'on est sûr d'avance que tout est inutile. — Chaque jour on cherche à lire sur les traits du malade les progrès qui se sont accomplis depuis la veille; et, à l'examen attentif dont il est l'objet, à l'inquiétude qu'il sent percer dans les manières de ses proches qui prennent tout à coup un tour plus caressant et plus affectueux, celui-ci a bientôt fait de deviner qu'il est mortellement atteint et qu'il prélude au grand voyage. — Il importe de redresser au plus vite cette erreur qui, si elle peut se réclamer d'une paternité illustre, puisqu'elle fut répandue par Laënnec, n'en constitue pas moins un mensonge en face de la vérité des faits cliniques et anatomo-pathologiques. Il est temps de relever les courages, de raffermir les volontés en faisant connaitre que la phtisie est curable, et curable à toutes ses périodes.

Votre médecin a constaté la présence de quelques tubercules dans les poumons d'une personne qui vous est chère, ne croyez pas que cette lésion initiale doit nécessairement la conduire au tombeau, par une évolution fatale. — Dans ce foyer tuberculeux il s'est produit un ramollissement et une caverne s'est creusée ; ne croyez pas tout perdu, la guérison est encore possible. — Luttez, luttez sans cesse, et si vous sentez faiblir vos efforts, si vous éprouvez ce découragement, cette agonie de la lutte, qui se traduit par le sentiment de l' « à quoi bon. » Rappelez-vous cette vérité qui vous soutiendra : « La phtisie est guérissable à toutes ses périodes. »

L'organisme n'est pas livré sans défense aux assauts des microbes, et ceux-ci ne parviennent qu'avec peine à s'installer dans la place. Il s'engage entre certaines cellules de l'économie, les globules blancs et les microbes, une lutte où la victoire est chaudement disputée et se décide habituellement en faveur du nombre. C'est le phénomène de la phagocytose décrit pour la première fois par Metschinkoff. Je

vais moi-même vous raconter l'engagement entre un globule blanc et le bacille de Koch tel qu'il se produit.

Le globule blanc rencontre sur sa route le petit bâtonnet
fin, net, presque élégant qui est le bacille de Koch. Ils
viennent en contact et le globule blanc absorbe le microbe ;
on distingue au microscope le bacille intact, vivace, en
pleine vigueur, en pleine malignité par conséquent, dans
l'intérieur de la cellule phagocyte.

Sous l'influence de véritables sucs digestifs, secrétés par
le phagocyte, le bacille rongé, altéré, se creuse ici, se gonfle
là, perd sa finesse rectiligne, devient une branche noueuse
qui s'effrite, puis disparaît, digérée, anéantie par le globule
blanc vainqueur

Mais il peut arriver que le phagocyte ne soit pas assez
vigoureux pour digérer le microbe, et que le microbe ne soit
pas assez fort pour faire dégénérer la cellule et la faire périr.
Alors, pour se soustraire aux sucs digestifs qui le menacent,
le microbe construit des fortifications, s'entoure d'enveloppes stratifiées, secretées par lui-même et qui apparaissent
au microscope, comme les enveloppes concentriques d'un
bulbe d'oignon. Cela le protège pour un temps, mais cette
carapace finit par lui être fatale, il y meurt d'inanition.

Et le globule blanc, pour achever de l'emmurer, secrète
autour de lui des couches de phosphate de chaux, qui lui
servent de tombeau, si bien que le rasoir du bactériologiste
s'ébrèche sur ces tissus calcaires, quand il veut en faire des
coupes, pour les monter en préparation.

Je ne vous ai décrit la lutte qu'entre deux unités de com-
bat, mais il en existe des milliers ; c'est la vraie guerre, la
guerre maudite ; elle est bien toujours la même et la nature
des ennemis n'y change rien, qu'ils soient des infiniments
petits ou des peuples armés de pied en cap, elle est une
des conditions de la vie ; c'est une loi biologique et j'ai bien
peur que les meilleures conférences sur le désarmement
n'arrivent pas à démontrer son absurdité.

Supposons que le bacille de Koch ait déjoué toutes les difficultés et soit parvenu à s'installer sur un point du poumon. Sa présence, en cet endroit, détermine une irritation du tissu ambiant et la production d'une prolifération cellulaire qui l'englobe ; telle est la formation du tubercule type, qui se compose de deux zones : l'une centrale, caséeuse, amorphe ; l'autre périphérique, embryonnaire. Si l'évolution de la lésion est rapide, c'est le processus caséeux destructeur qui domine et rayonne en s'assimilant à mesure qu'elle se forme la zone embryonnnaire ; si, au contraire, l'évolution est lente, c'est la zone fibreuse qui enferme et transforme peu à peu la masse caséeuse centrale en tissu conjonctif.

Cette lutte d'organisation est capitale, car l'avenir de la petite tumeur dépend du triomphe de l'un ou de l'autre des deux processus fibreux ou caséeux, et si on voit la zone embryonnaire former assez souvent du tissu conjonctif et enkyster la zone centrale, cela prouve simplement que la sclérose est une des tendances d'évolution de ce tubercule.

La transformation scléreuse, dans un temps donné, est la loi d'évolution du tubercule. Toute granulation, qui se développe lentement, devient fibreuse et guérit, c'est-à-dire se transforme en un produit anatomique, scléreux et inoffensif. Or, c'est à cette évolution curatrice, que doivent tendre les efforts thérapeutiques et c'est, par l'air pur, la suralimentation et le repos, qu'on arrive à donner à l'organisme des forces supplémentaires, pour lui permettre de soutenir activement la nutrition des cellules embryonnaires qui constituent à la longue, la barrière conjonctive et fibreuse préservatrice.

***

Dans cette lutte de l'organisme contre la tuberculose, le traitement qui fournit les meilleurs résultats, c'est la cure d'air pratiquée dans un sanatorium en pleine campagne.

La campagne est pour nous tous un séjour agréable et réconfortant en toute saison ; mais elle seule peut servir de décor à des habitudes de vie où le repos physique et intellectuel doivent avoir la plus large part. Avec quelle joie nous nous y réfugions quand nous sommes accablés par les fatigues ou les désenchantements de l'existence. A chacun de nos retours, nous constatons que la nature y est restée immuable pendant que des changements s'opéraient en nous. Elle s'offre toujours la même avec le mystère de ses solitudes et ses longs silences. Dans le calme qui nous environne et nous invite à cueillir l'heure sereine et parfumée, respirer à de certains moments, c'est s'enivrer d'un air de jeunesse et de bonheur, qui fait taire le mal qui nous sollicite ou le trouble intérieur qui nous émeut. Elle est également propice et compatissante à celui qui souffre dans son âme inquiète et dans son corps malade. Elle berce et endort toutes les douleurs humaines, aussi bien celle qui s'exhale en cris et en gémissements, que cette autre plus silencieuse mais non moins cruelle qui regrette, qui se repent ou qui désespère.

A la campagne, le soleil est le héros préféré de toutes les fêtes de la nature. C'est lui qui prépare et fait éclater le triomphe du mois de mai ; lui qui crée par ses enchantements de lumière la beauté des choses visibles, ce que Léonard de Vinci appelait *graciosa del mundo*.

Dès qu'il s'annonce à l'Orient par quelques pâles lueurs, tout s'émeut et à peine s'est-il déclaré, que le mouvement recommence, êtres et choses secouent leur assoupissement, la vie renaît. C'est lui qui féconde la sueur de l'ouvrier des champs, en versant à flots ses rayons de midi sur le sillon où sommeille le germe obscur, il le fait éclore et fleurir et fructifier. Et quand il s'incline par delà l'horizon, pour disparaître parmi les magnificences d'une apothéose, dans la pourpre et dans l'or, il laisse à sa suite un immense regret.

Le soleil est aussi le magicien qui opère les résurrections, il est un agent thérapeutique et un désinfectant de premier ordre.

Il est microbicide. Déjà Pasteur et Miquel s'étaient aperçus que beaucoup de microbes de l'air ne se reproduisaient pas. Downes et Blunt ont démontré que cette influence si profonde sur leurs propriétés biologiques était exercée par la lumière solaire. Si l'on expose au soleil des liquides ensemencés, la culture se fait d'autant plus mal, que l'exposition a été plus longue, et elle se fait avec rapidité si ces mêmes liquides ont été placés dans une obscurité plus complète.

Dans une expérience intéressante, Finsen a montré que les rayons solaires, concentrés sur un lupus superficiel, pouvaient en amener la guérison en produisant la mort des bacilles tuberculeux.

Les expérences de D'Arsonval et Charrin sur le bacille pyocyanique, soumis à l'action de la lumière solaire, ont donné lieu à la constatation des phénomènes suivants, notés dans leur ordre de succession : suppression de la fonction chromogène ; diminution du pouvoir de pulluler ; atténuation de la virulence et enfin mort du microbe. Ces différents effets sont en rapport avec la durée ou l'intensité de la lumière solaire.

L'air purifié de microbes par la lumière solaire est salubre à plusieurs égards. Il constitue un aliment respiratoire de premier choix, qui favorise le phénomène de l'hématose. Mais sa plus grande valeur consiste à supprimer les infections secondaires, ces associations microbiennes si fatales dans l'évolution de la tuberculose.

Le soleil n'est pas seulement microbicide, il agit encore sur la nutrition des organismes vivants.

Fubini, Benedicenti ont remarqué que l'homme, placé dans l'obscurité, absorbe moins d'oxygène qu'en pleine clarté, que la lumière active l'exhalation d'acide carbonique.

D'Arsonval a montré que les fibres musculaires sont directement excitées par la lumière.

Mais la lumière n'a pas seulement une action physique, elle agit sur les échanges chimiques, sur les processus d'oxydation, d'hydratation, de désydratation qui s'accomplissent dans l'intimité des tissus. Elle exerce cette influence par l'intermédiaire du système nerveux, qu'elle impressionne d'une manière encore mystérieuse. Peut-être cette impression se fait-elle au moyen de l'appareil sensoriel qui nous permet de l'apprécier, c'est-à-dire de l'organe de la vue. Cette interprétation, toute personnelle, n'a rien d'invraisemblable, surtout si l'on tient compte de ce fait, que l'ablation des yeux provoque des troubles de nutrition analogues à ceux que produit le séjour dans l'obscurité.

Dans un travail clinique, Demme a prouvé que chez les enfants, vivants dans des chambres non éclairées, la température du corps s'abaisse de o-1 à o-5 en même temps que la secrétion urinaire diminue.

Ces quelques considérations suffisent pour donner une base scientifique à la thérapeutique de l'aération continue, mise en usage pour le traitement de la tuberculose dans les sanatoria.

Je n'insisterai pas longuement sur les procédés employés pour réaliser cette pratique d'aération continue. Une visite au sanatorium de Durtol, que dirige M. le docteur Sabourin, avec une grande compétence, vous en apprendra autant que j'en sais moi-même.

Pendant le jour, les malades occupent une galerie désignée sous le nom de *cure*, où sont disposées, les unes à côté des autres, plusieurs chaises longues. On distribue, dans une même galerie, les malades de même catégorie. La galerie est fermée en haut, par derrière et sur les côtés ; elle est ouverte en avant. Chaque malade prend place sur une chaise longue où il reste étendu, chaudement couvert ; au besoin on lui met une boule d'eau chaude aux pieds. Il est invité au repos méthodique ; il doit se priver du plaisir de la conversation avec ses voisins, et même de la distraction d'une lecture. Repos physique et intellectuel. Il ne doit prendre intérêt qu'à la perspective du paysage, qui s'étend sous son regard. La cure est orientée de manière à être abritée du vent et à pouvoir jouir du maximum de Soleil et de Lumière. M. Sabourin enseigne que le tuberculeux doit avoir les pieds au soleil, la tête à l'ombre, il doit voir le soleil, mais ne pas en être vu.

Il faut éviter, pour l'installation d'une cure, un endroit humide : l'humidité a une action néfaste en tant qu'elle prédispose aux catarrhes, aux bronchites et aux poussées rhumatismales.

L'aération continue ne se fait pas seulement pendant le jour, mais aussi pendant la nuit. Les malades dorment la fenêtre ouverte, l'air se renouvelle incessamment autour d'eux. Entre la fenêtre et la cheminée, il s'établit un faible tirage. On entoure le lit d'un paravent, car rien ne serait plus préjudiciable que l'arrivée d'un courant d'air sur le malade. Les tuberculeux ont à supporter des transpirations nocturnes abondantes et ils risqueraient en pareil occurence de subir un refroidissement considérable par évaporation. Après quelques semaines· de ce régime, l'amélioration se fait bientôt sentir, et bientôt aussi la guérison. Le chiffre des guérisons est de 80 o/o.

Le traitement dans un sanatorium comporte en outre de grands avantages pour un tuberculeux. C'est, en premier lieu, la vue de malades semblables à soi ; on juge son cas moins pitoyable puisque on n'est pas seul atteint. La misère des autres ne supprime pas la nôtre, elle nous fait plus résignés, par comparaison. L'état moral en devient meilleur ; on éprouve moins le chagrin d'être un malade ; l'esprit finit par s'établir dans une sorte de quiétude, par sentir un soulagement de n'être plus obsédé par l'idée de maladie, qui l'assiège comme un remords. Dans

les crises douloureuses de notre pensée, il est arrivé à chacun de nous d'éprouver pareille détente morale, à la suite,
par exemple, d'une décision importante et définitivement
tranchée et sur laquelle nous étions restés longtemps
hésitants.

Au sein de sa famille, le tuberculeux est un obstacle pour
tout le monde; il dérange tous les projets et il est le premier
à s'apercevoir de la gêne qu'il procure autour de lui, ce qui
le ramène à tout instant à prendre conscience de son état.
La vie en commun du sanatorium l'oppose moins à lui-
même; elle s'écoule uniforme, routinière, et finit par ne plus
attirer son attention.

Faut-il parler de l'émulation qui s'établit entre les
malades ? L'émulation est un sentiment qui se manifeste
toujours dès que plusieurs individus concourent au même
but. C'est le sentiment qui conduit l'humanité au progrès et par le progrès à l'idéal. Dans l'espèce, l'émulation
mène simplement à la conquête de la santé. Chacun ne
s'applique pas à bien suivre son traitement, mais à mieux
le suivre, et la conséquence la plus immédiate qui résulte
de ce concours improvisé est que cet entraînement est pro-
fitable à tout le monde.

Enfin, dans sa famille, le malade est livré à lui-même; il
ne lui faut pas seulement de la bonne volonté pour se soi-
gner, il a besoin souvent d'avoir du caractère. Il lui faut
résister à chaque instant aux séductions du plaisir, aux
tentations quotidiennes qui s'offrent comme une diversion
à la vie retirée, à laquelle il est condamnée. C'en est trop à
la fin; l'héroïsme n'est pas une habitude; on ne recommence
pas chaque jour le même effort sur soi-même et quoi qu'on
en ait, on succombe un jour ou l'autre.

Au sanatorium, la discipline est facile. — D'abord les
occasions d'y manquer ne se présentent pas, puis on est
maintenu dans le devoir par la présence du Médecin. On
se sait surveillé. On a la sensation que, dans l'ombre, deux

yeux invisibles vous observent, dont le regard s'irritera si vous faites une faute ou se chargera de caresses et d'encouragements si vous accomplissez avec ponctualité la tâche de travailler avec courage à votre guérison.

**

Le traitement le plus efficace de la tuberculose est une cure d'air dans un sanatorium, mais, s'il en est ainsi, il existe toute une classe d'individus, précisément celle qui fournit à la tuberculose son contingent le plus élevé, la classe du monde du travail, celle qui produit et qui donne à une nation toute sa valeur, il existe toute une classe, dis-je, qui ne pourra jamais, si l'on n'y remédie, recueillir le bénéfice de ce traitement. L'installation dans un sanatorium est coûteuse, même quand l'air est compté pour rien. De nos jours, il faut avoir de la fortune et des loisirs pour traiter sa phtisie.

A l'heure présente la condition faite au tuberculeux indigent est lamentable. Il commence son odyssée au dispensaire municipal. — Vous jugez de l'ironie cruelle dont s'aiguise la phrase que je lui adresse, mon examen terminé : « Mon ami, il faut aller à la campagne, vivre au grand air, bien manger et ne rien faire, parce qu'on a reconnu que c'était là le meilleur traitement pour votre maladie. » — Il me répond : « Qui pourvoira aux besoins de ma famille, j'ai une femme et des enfants, et il me faut le produit de ma journée. » — Nous en restons là d'un colloque qui ne peut aboutir. — Comme il n'est encore qu'au début de sa maladie, que l'atteinte n'est pas assez profonde pour ruiner cette force vive, il regagne son travail.

En effet, la conséquence la plus immédiate et la plus triste de la maladie chez l'ouvrier c'est de créer de toutes pièces l'indigence, dans un ménage où quelques heures auparavant régnait une apparence de prospérité et d'aisance.

Il reprend son travail ; il est bientôt obligé de l'interrom-

pre. — En rentrant d'une journée de fatigue, il est pris
d'un crachement de sang, la fièvre survient et l'oblige à
s'aliter. J'interviens une seconde fois, pour décider son
transfert à l'hôpital parce qu'il ne peut pas être soigné à
domicile à cause d'une installation matérielle insuffisante.

A l'hôpital croyez-vous que le tuberculeux ait l'air et le
repos nécessaires pour le guérir ? — On ne prouve pas l'é-
vidence. — Il suffit d'avoir traversé une salle d'hôpital, pour
savoir que l'atmosphère qu'on y respire est détestable.
— Elle est viciée par l'encombrement, les poussières et les
déjections. Malgré tous les efforts faits pour ventiler et
renouveler l'air, on n'y réussit qu'imparfaitement. — Deux
ou trois fois par jour le balayage amène dans cet air confiné
un soulèvement de poussières polybactérifères.

L'air est surtout vicié par l'encombrement.

L'homme vit plongé au fond d'un océan gazeux d'une
vingtaine de lieues d'épaisseur qu'on appelle l'atmosphère
terrestre, comme le poisson vit au fond d'un océan liquide.
— La pression de ces deux milieux est au maximum dans
les couches les plus centrales. — L'homme souille directement par les résidus volatils de ses diverses fonctions, la
portion d'atmosphère dans laquelle il vit en même temps
qu'il la dépouille de son oxygène. — Il ne tarderait donc
pas à la rendre impropre à l'entretien de sa vie, si la pureté
de l'air n'était maintenue par le mouvement continuel dont
ce milieu est agité et qui a pour effet d'amener de nouvelles
portions d'air non souillé et d'entraîner au loin les excré-
ments gazeux. Quand l'agitation de l'air est empêchée par
des murs, des portes, des fenêtres, cet air, comme on le
voit pour l'eau dans un ruisseau obstrué, devient stagnant
et se corrompt de plus en plus.

C'est dans un air stagnant et putréfié, dans une sorte de
marécage gazeux, que vivent les malades d'un hôpital. Ap-
préciez maintenant s'il convient au tuberculeux à qui il faut,
vous ai-je dit, de l'air pur?

Et de quel repos jouit ce malheureux à l'hôpital ? Ses jours et ses nuits s'écoulent dans le fracas de bruits divers. — Pas une heure n'est silencieuse. — C'est le passage des gens de service qui vaquent à leur besogne, la visite et la contre-visite du médecin, l'arrivée des parents, les plaintes, ou, pire encore, le râle d'un agonisant ; l'esprit est dans un émoi continuel ; il ne lui est pas possible de s'abandonner au songe intérieur qui pourrait l'endormir dans un bien-être moral. Et d'où lui viendrait un motif de douce rêverie ? Le tableau qui s'étale à ses yeux est poignant, il retrace la douleur humaine sous sa forme la plus émouvante, à faire souffrir même les cœurs les plus endurcis. Qu'elle est facile au contraire la rêverie, quand un radieux horizon s'éploie autour de nous !

Dans ce milieu d'hôpital, d'où lui viendra encore l'appétit qui fait si souvent défaut au tuberculeux ? — Mais il y aurait trop à dire pour que j'insiste sur ce thème.

Si le tuberculeux n'est pas à sa place dans un hôpital pour lui-même, il y est encore moins pour les autres malades. — Ne vous apparait-il pas qu'il va peupler l'air de la salle commune de bacilles de Koch et devenir l'instigateur de tuberculoses nouvelles.

Je vous ai dit, au début de cette conférence, que la tuberculose se développait surtout chez des organismes affaiblis par une maladie antérieure. — Mais l'hôpital est le lieu de réunion des organismes affaiblis. On n'y trouve que malades en pleine infection ou en voie de convalescence, c'est-à-dire une série d'organismes offrant un champ de culture fertile pour le bacille de Koch. Quoi d'étonnant s'ils s'ensemencent puisque la graine abonde autour d'eux ?

Le voisinage d'un phtisique est dangereux pour un typhique, un scarlatineux ; ceux-ci, sachez-le bien, ne sont pas indifférents à l'égard du premier. Ils rendent le mal pour le mal et avec usure.

Combien de phtisiques entrés à l'hôpital pour une simple

poussée congestive, un mouvement fébrile sans importance, ont succombé parce qu'ils ont été victimes d'une complication occasionnée par le voisinage d'un erysipélateux ou d'un simple grippé !

***

Il importe donc que la France suive l'exemple de l'Allemagne et édifie des sanatoria populaires pour tuberculeux adultes pauvres. — En Allemagne il existe trente établissements de ce genre, pas un seul en France. — Il est douloureux, pour ceux qu'enorgueillit le nom Français, de constater cette infériorité. — Il est blessant, pour notre amour-propre national, de voir la France républicaine et démocratique, qui fut toujours la *nation la plus philantropique du monde,* marcher, à l'heure actuelle, à l'arrière de pays monarchiques et aristocratiques dans la voie des réformes sociales.

Si l'intérêt bien entendu du tuberculeux pauvre exige qu'il soit traité dans un sanatorium où il aura toutes chances de guérir, l'intérêt de la Société est en cela conforme à l'intérêt privé. — On parle de dépopulation et on s'alarme avec raison. — On craint qu'un jour à venir la Patrie n'ait pas assez de défenseurs pour poursuivre ses glorieuses destinées, la France peut en effet avoir besoin bientôt du sacrifice de beaucoup de ses enfants; il ne faut pas qu'elle puisse en manquer quand cette échéance se produira. — Si je juge de vos âmes par la mienne, nous sommes nombreux à croire que la paix de 1871 n'a pas tout terminé pour toujours, à rêver d'une France rachetée de sa défaite et à penser que la doctrine «de la plus petite France,» que certains cherchent aujourd'hui à accréditer, n'est qu'un blasphème odieux à la face de notre Histoire. — Il faut lutter avec acharnement contre toutes les causes de la dépopulation. Eh bien ! la tuberculose peut être considérée comme une des plus sérieuses, sinon la plus sérieuse. L'humanité ne connait pas de plus terrible fléau. Aucune maladie épidémique, le choléra, le typhus, la peste, n'a produit de tels ravages.

En France le choléra est apparu 7 fois dans le siècle. — Il a tué cent mille personnes en 1832, cent mille en 1848, cent cinquante mille en 1854, trente mille en 1865 et 1866, quelques milliers en 1873, dix mille en 1884 et 1885, quatre mille cinq cents en 1892. C'est-à-dire en tout quatre cent mille personnes. Or, depuis 1832, la phtisie pulmonaire a tué plus de 10 millions de Français. Et, comme les maladies épidémiques, elle s'attaque à des individus à la force de l'âge, en pleine vigueur, au maximum de leur utilité sociale.

La société serait sans excuse si elle restait désarmée comme autrefois, si elle laissait gaspiller par sa faute ce capital humain qui est la plus précieuse de ses richesses. — A une faible natalité, répondons par une mortalité minima.

Il convient qu'un sanatorium populaire s'élève au plus tôt sur un point de notre Auvergne, où ne se comptent pas les emplacements susceptibles de convenir à une installation de ce genre. — Déjà l'Administration municipale de Clermont a reconnu et consacré l'utilité de la cure d'air en acceptant d'envoyer, sur nos indications, des malades de tout âge à l'hospice de Rochefort-Montagne. — Cette mesure administrative témoigne des meilleures intentions, mais on est obligé de reconnaître qu'elle est insuffisante pour les besoins de la population indigente. — Il faut de toute nécessité un sanatorinm.

Quant aux ressources indispensables pour faire face aux dépenses que l'édification d'un sanatorium entraînera, il ne m'appartient pas de rechercher le moyen de les trouver ; ce que je sais, c'est que si l'on fait appel à la charité elles afflueront.

Les budgets ne sont pas élastiques, seule la charité est inépuisable.

Opposons nos actes aux promesses de ceux qui cherchent à entraîner les foules faisant luire aux yeux des ignorants le mirage d'espoirs irréalisables. — Quand ils diront : « Voilà ce que nous voulons faire, » il faut que nous puissions leur dire : « Voilà ce que nous avons fait. »

Le bonheur de la société ne saurait tenir dans une formule et personne ne nous guérira de la misère; — il y aura toujours des pauvres parmi nous. — Mais j'espère aussi qu'il se trouvera toujours des riches, au cœur désintéressé, pour qui la richesse n'est qu'un instrument de charité et un moyen de s'assurer l'opulence des bonnes œuvres en soulageant le malheur d'autrui. — C'est pourquoi, vous parlant des tuberculeux pauvres, je m'écrie en terminant : « Elargissez-vous encore, bras sacrés de la charité, et secourez ces pauvres. »

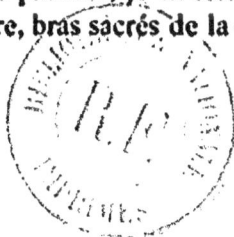

Dʳ Dᴜʙᴏɪꜱ.

Clermont-F. — Imp. Moderne, 15, r. du Port

271

www.ingramcontent.com/pod-product-compliance
Lightning Source LLC
Chambersburg PA
CBHW060456210326
41520CB00015B/3972